T. Wiegand, L. Froschauer, C. Lutz

TMS und EMS – Arbeitsbuch *Fakten lernen*

Tim Wiegand, Leon Froschauer, Constantin Lutz

TMS und EMS

Arbeitsbuch
Fakten lernen

2. Auflage

ELSEVIER

Elsevier GmbH, Bernhard-Wicki-Str. 5, 80636 München, Deutschland
Wir freuen uns über Ihr Feedback und Ihre Anregungen an kundendienst@elsevier.com

ISBN 978-3-437-41301-8

2. Auflage 2024

Wichtiger Hinweis
Die medizinischen Wissenschaften unterliegen einem sehr schnellen Wissenszuwachs. Der stetige Wandel von Methoden, Wirkstoffen und Erkenntnissen ist allen an diesem Werk Beteiligten bewusst. Sowohl der Verlag als auch die Autorinnen und Autoren und alle, die an der Entstehung dieses Werkes beteiligt waren, haben große Sorgfalt darauf verwandt, dass die Angaben zu Methoden, Anweisungen, Produkten, Anwendungen oder Konzepten dem aktuellen Wissensstand zum Zeitpunkt der Fertigstellung des Werkes entsprechen.
Der Verlag kann jedoch keine Gewähr für Angaben zu Dosierung und Applikationsformen übernehmen. Es sollte stets eine unabhängige und sorgfältige Überprüfung von Diagnosen und Arzneimitteldosierungen sowie möglicher Kontraindikationen erfolgen. Jede Dosierung oder Applikation liegt in der Verantwortung der Anwenderin oder des Anwenders. Die Elsevier GmbH, die Autorinnen und Autoren und alle, die an der Entstehung des Werkes mitgewirkt haben, können keinerlei Haftung in Bezug auf jegliche Verletzung und/oder Schäden an Personen oder Eigentum, im Rahmen von Produkthaftung, Fahrlässigkeit oder anderweitig übernehmen.

Für die Vollständigkeit und Auswahl der aufgeführten Medikamente übernimmt der Verlag keine Gewähr.
Geschützte Warennamen (Warenzeichen) werden in der Regel besonders kenntlich gemacht (®). Aus dem Fehlen eines solchen Hinweises kann jedoch nicht automatisch geschlossen werden, dass es sich um einen freien Warennamen handelt.

Bibliografische Information der Deutschen Nationalbibliothek
Die Deutsche Nationalbibliothek verzeichnet diese Publikation in der Deutschen Nationalbibliografie; detaillierte bibliografische Daten sind im Internet über https://www.dnb.de abrufbar.

24 25 26 27 28 5 4 3 2 1

In ihren Veröffentlichungen verfolgt die Elsevier GmbH das Ziel, genderneutrale Formulierungen für Personengruppen zu verwenden. Um jedoch den Textfluss nicht zu stören sowie die gestalterische Freiheit nicht einzuschränken, wurden bisweilen Kompromisse eingegangen. Selbstverständlich sind **immer alle Geschlechter** gemeint.

Planung: Veronika Rojacher, München
Projektmanagement: Elisabeth Märtz, München
Redaktion und Herstellung: Hildegard Graf, Germering
Satz: STRAIVE, Puducherry/Indien
Druck und Bindung: Drukarnia Dimograf Sp. z o. o., Bielsko-Biała/Polen
Umschlaggestaltung: Stefan Hilden, HildenDesign.de; SpieszDesign, Neu-Ulm
Covermotiv: © HildenDesign unter Verwendung eines Motivs von Shutterstock.com/Anusorn Nakdee

Aktuelle Informationen finden Sie im Internet unter **www.elsevier.de**

Inhaltsverzeichnis

Fehler gefunden?

An unsere Inhalte haben wir sehr hohe Ansprüche. Trotz aller Sorgfalt kann es jedoch passieren, dass sich ein Fehler einschleicht oder fachlich-inhaltliche Aktualisierungen notwendig geworden sind.

Sobald ein relevanter Fehler entdeckt wird, stellen wir eine Korrektur zur Verfügung.
Mit diesem QR-Code gelingt der schnelle Zugriff.

http://else4.de/978-3-437-41301-8

Wir sind dankbar für jeden Hinweis, der uns hilft, dieses Werk zu verbessern. Bitte richten Sie Ihre Anregungen, Lob und Kritik an folgende E-Mail-Adresse: kundendienst@elsevier.com

Die Aufgabengruppe *Fakten lernen*

Dieses Arbeitsbuch beinhaltet Übungsaufgaben zur Aufgabengruppe *Fakten lernen* für den TMS 2021 in Deutschland und den EMS 2021 in der Schweiz. Insgesamt 192 originalgetreue Übungsaufgaben in Form von 8 kompletten Simulationen können in diesem Arbeitsbuch bearbeitet werden.

Die Aufgabengruppe *Fakten lernen* ist ein Teilbereich des TMS/EMS, der sich sehr gut üben lässt. Hierbei werden in erster Linie die Merkfähigkeit von Patienteninformationen abgeprüft.

Die Aufgabengruppe *Fakten lernen* besteht aus zwei Phasen, der Einprägephase (6 Minuten) und der Reproduktionsphase (7 Minuten). Zwischen der Einpräge- und der Reproduktionsphase liegt die Aufgabengruppe *Textverständnis,* die 60 Minuten dauert, und die Reproduktionsphase von *Figuren lernen.*

In der Einprägephase werden 15 Fallvignetten zu Patienten präsentiert. In der Reproduktionsphase folgen schließlich 20 Fragen zu diesen Fallvignetten.

Bei jeder Aufgabe der Reproduktionsphase sind die Antwortmöglichkeiten A, B, C, D und E gegeben, von denen jeweils immer nur **eine** Antwort korrekt ist. Da für falsche Antworten keine Punkte abgezogen werden, solltest du immer eine Antwortmöglichkeit ankreuzen – auch, wenn du dir unsicher bist.

Jede Fallvignette ist gleich aufgebaut. Zu jedem Patienten werden Name, ungefähres Alter, Beruf, ein persönliches Attribut und eine Diagnose geschildert. Die 15 Patienten sind dabei in Gruppen von je drei Patienten eingeteilt. Bei jeder Dreiergruppe sind Namen, ungefähres Alter und Beruf ähnlich bzw. gleich.

Es existieren viele verschiedene Merk- und Bearbeitungsstrategien. Eine Methode, mit der man sich schnell viele Informationen merken kann, ist das Bilden eines Handlungsstrangs bzw. eine kurzen Geschichte zu jedem Patienten/jeder Patientin. Eine weitere bewährte Methode ist das Vorstellen eines Bildes, das alle Informationen beinhaltet. Je seltsamer/lustiger/verrückter, desto einprägsamer.

Achtung! Es ist untersagt, während der Einprägephase Notizen anzufertigen. Es ist jedoch nicht untersagt, das unmittelbar *nach* der Einprägephase zu Beginn von *Textverständnis* zu tun.

In unserem Kursbuch gehen wir noch tiefer auf die Bearbeitungsstrategien der jeweiligen Aufgabentypen sowie auf den TMS und EMS im Allgemeinen ein. Für ein umfangreiches Verständnis lohnt es sich, unser Kursbuch genau durchzulesen.

Wir wünschen dir viel Spaß bei der Bearbeitung der Übungsaufgaben, hohe Resilienz, langes Durchhaltevermögen und natürlich viel Erfolg beim Test!

HIER GEHT'S ZUM STRATEGIEVIDEO

Dieses Arbeitsbuch bietet auch ein Video mit einem Überblick über die Aufgabengruppe, Bearbeitungsstrategien und Beispielen – bequem zu erreichen über diesen QR-Code:

https://else4.de/247

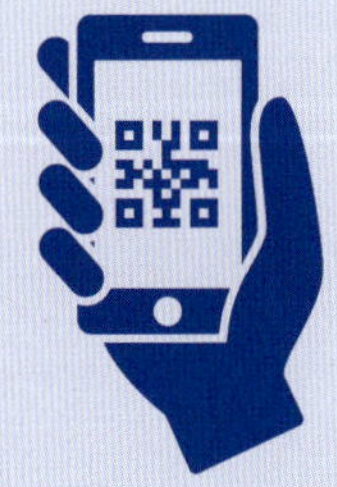

TMS-ERFAHRUNGSBERICHTE

Wir haben einige interessante Erfahrungsberichte zum TMS gesammelt. Hier erfährst du, wie es anderen in deiner Situation ergangen ist, denn dein Traum vom Studienplatz soll Wirklichkeit werden – und hier liest du, wie das funktionieren kann!

Prozentrang 100, das hat der Autor der Simulation, Christian Plumeyer, geschafft:

https://else4.de/vk9

Noch vor dem Studium in die Forschung? Das hat Tim Wiegand, Autor des Kompendiums, erlebt:

https://else4.de/94q

Gute Struktur und Organisation – die Schlüssel zum TMS-Erfolg:

https://else4.de/5gw

4 Schritte zum TMS:

https://else4.de/lgk

Weitere informative und motivierende Blogbeiträge von TMS-Teilnehmerinnen und -Teilnehmern findest du fortlaufend hier:

https://else4.de/oux

Berichte auch du von deinen Erfahrungen !

Wir freuen uns über jeden Hinweis, jede kreative Idee und natürlich auf dich! Wir wären sehr dankbar, wenn du dir fünf Minuten Zeit nehmen würdest, um an dieser kleinen Umfrage teilzunehmen. Wenn du zukünftig Interesse hast an einer Zusammenarbeit, geht's ebenso hier lang:

https://else4.de/8gs

KAPITEL

1 Aufgaben – Einprägephase

TMS & EMS	Lernteil: 15 Lerneinheiten, 6 Minuten Repoduktionsphase: 20 Aufgaben, 7 Minuten

Übungsset 1 – Einprägephase

Merken Sie sich die Fakten zu jeder einzelnen Person. Diese werden im Reproduktionsteil abgefragt. (6 min.)

Hinweis: Zwar sind für die Einprägephase im Originaltest nur 6 Minuten vorgesehen. Wir empfehlen jedoch, diese erste Aufgabengruppe **ohne Zeitlimit** zu bearbeiten, um Erinnerungsstrategien zu üben.

Bäcker:	Ca. 20 Jahre,	Laborhilfskraft, weltoffen – Heiserkeit
Mahler:	Ca. 20 Jahre,	Krankengymnastin, heiter – Gicht
Müller:	Ca. 20 Jahre,	Zahnarzthelferin, selbstbewusst – Asthma
Bachmann:	Ca. 35 Jahre,	Friseur, cholerisch – Sprachfehler
Flussner:	Ca. 35 Jahre,	Stylistin, eingewiesen – Rheuma
Strom:	Ca. 35 Jahre,	Kosmetikerin, zickig – HIV
Althaus:	Ca. 40 Jahre,	Moderator, übergewichtig – Sonnenstich
Hauser:	Ca. 40 Jahre,	Kameramann, humorvoll – Vergiftung
Neuhaus:	Ca. 40 Jahre,	Regisseur, ernst – Rückenschmerzen
Rothstein:	Ca. 50 Jahre,	Bürgermeister, Ambulanz – Verstopfung
Weißer:	Ca. 50 Jahre,	Stadtrat, geschieden – Blinddarmentzündung
Grüning:	Ca. 50 Jahre,	Elternbeirat, empfindlich – Gallensteine
Yildiz:	Ca. 65 Jahre,	Managerin, gutmütig – Verbrennungen
Ogris:	Ca. 65 Jahre,	Filialleiterin, freundlich – Schulterluxation
Rahim:	Ca. 65 Jahre,	Vorstandsvorsitzender, mutig – Myokarditis

Übungsset 2 – Einprägephase

Merken Sie sich die Fakten zu jeder einzelnen Person. Diese werden im Reproduktionsteil abgefragt. (6 min.)

Hinweis: Zwar sind für die Einprägephase im Originaltest nur 6 Minuten vorgesehen. Wir empfehlen jedoch, diese zweite Aufgabengruppe in **10 Minuten** zu bearbeiten, um Erinnerungsstrategien zu üben.

Müller:	Ca. 20 Jahre,	Rikscha-Fahrer, verliebt – Kieferbruch
Miller:	Ca. 20 Jahre,	Chauffeur, höflich – Cholera
Möller:	Ca. 20 Jahre,	Taxifahrerin, kritisch – Blutvergiftung
Wiesner:	Ca. 30 Jahre,	Architekt, Notfall – Herzinfarkt
Gartner:	Ca. 30 Jahre,	Bauarbeiter, egozentrisch – Lungenentzündung
Feldhäuser:	Ca. 30 Jahre,	Maurer, verheiratet – Erkältung
Kreutzer:	Ca. 45 Jahre,	Chemiker, geschieden – Mittelohrentzündung
Schiffer:	Ca. 45 Jahre,	Biologin, hilfsbereit – Fieber
Fährmann:	Ca. 45 Jahre,	Physiker, tierlieb – Grippe
Sanchez:	Ca. 55 Jahre,	Investorin, pflichtbewusst – Mittelfußbruch
Martinez:	Ca. 55 Jahre,	CEO, Reha-Aufenthalt – Bandscheibenvorfall
Gonzales:	Ca. 55 Jahre,	Business-Angel, musikalisch – Alzheimer
Haas:	Ca. 60 Jahre,	Oberärztin, verwirrt – Chorea Huntington
Zickler:	Ca. 60 Jahre,	Neurologe, charismatisch – Haarausfall
Bock:	Ca. 60 Jahre,	Apotheker, Intensivstation – Sehnenriss

Übungsset 3 – Einprägephase

Merken Sie sich die Fakten zu jeder einzelnen Person. Diese werden im Reproduktionsteil abgefragt. (6 min.)

Eulner:	Ca. 20 Jahre,	Studentin, witzig – Windpocken
Falkner:	Ca. 20 Jahre,	Azubi, kontaktarm – Schuppenflechte
Vogler:	Ca. 20 Jahre,	Schüler, Kurklinik – Muskelfaserriss
Franke:	Ca. 30 Jahre,	Fußballspieler, alleinstehend – Keuchhusten
Schwab:	Ca. 30 Jahre,	Schwimmtrainerin, gehässig – Bronchitis
Beyer:	Ca. 30 Jahre,	Triathlet, gelassen – Kopfschmerzen
Förster:	Ca. 40 Jahre,	Wirtschaftsprüfer, Notfall – Tripper
Jäger:	Ca. 40 Jahre,	Controllerin, aggressiv – Blasenentzündung
Waidmann:	Ca. 40 Jahre,	Unternehmensberaterin, loyal – Husten
Johnasson:	Ca. 50 Jahre,	Frührentner, belesen – Blähungen
Gauldursson:	Ca. 50 Jahre,	Privatier, labil – Schädelbasisbruch
Ericsson:	Ca. 50 Jahre,	Arbeitslose, impulsiv – Depressionen
Schmitt:	Ca. 65 Jahre,	Kioskbesitzer, sportlich – Gehirnerschütterung
Schmied:	Ca. 65 Jahre,	Buchhändlerin, selbstständig – Tuberkulose
Smithers:	Ca. 65 Jahre,	Kolumnist, pensioniert – Muskeldystrophie

Übungsset 4 – Einprägephase

Merken Sie sich die Fakten zu jeder einzelnen Person. Diese werden im Reproduktionsteil abgefragt. (6 min.)

Johnson:	Ca. 30 Jahre,	Koch, klein – Hodenkrebs
Smith:	Ca. 30 Jahre,	Bäcker, cholerisch – Platzwunde
Saunders:	Ca. 30 Jahre,	Konditorin, sympathisch – Nasenbluten
Schneider:	Ca. 35 Jahre,	Fliesenleger, ledig – Allergie
Weber:	Ca. 35 Jahre,	Küchen-Installateur, empfindlich – Halsweh
Näher:	Ca. 35 Jahre,	Elektriker, depressiv – Schädeltrauma
Steinert:	Ca. 45 Jahre,	Feuerwehrmann, beurlaubt – Heiserkeit
Bergmann:	Ca. 45 Jahre,	Polizistin, verheiratet – Heuschnupfen
Fels:	Ca. 45 Jahre,	Sanitäter, sportlich – Mandelentzündung
Buchner:	Ca. 50 Jahre,	Informatiker, kultiviert – Verbrennungen
Hefter:	Ca. 50 Jahre,	Web-Designer, ehrgeizig – Zehbruch
Schreibner:	Ca. 50 Jahre,	Programmierer, perfektionistisch – Hämorrhoiden
Kreutzer:	Ca. 60 Jahre,	Verlagsleiter, verwitwet – Furunkel
Kreiss:	Ca. 60 Jahre,	Lektorin, groß – Alkoholsucht
Kuglmann:	Ca. 60 Jahre,	Schriftsteller, Pflegefall – Schilddrüsenkrebs

Übungsset 5 – Einprägephase

Merken Sie sich die Fakten zu jeder einzelnen Person. Diese werden im Reproduktionsteil abgefragt. (6 min.)

Freytag:	Ca. 25 Jahre,	Lehrerin, impulsiv – Schizophrenie
Donnerstag:	Ca. 25 Jahre,	Direktor, kinderlieb – Schnittwunde
Sams:	Ca. 25 Jahre,	Schulpsychologe, Ambulanz – Kinderlähmung
Edelmann:	Ca. 30 Jahre,	Designerin, ledig – Gelbfieber
Hartmann:	Ca. 30 Jahre,	Malerin, Kuraufenthalt – Glasknochenkrankheit
Germann:	Ca. 30 Jahre,	Töpfer, emphatisch – Kreuzbandriss
Maier:	Ca. 45 Jahre,	Pfarrer, gestresst – Mumps
Mayr:	Ca. 45 Jahre,	Nonne, alleinstehend – Bronchitis
Meyer:	Ca. 45 Jahre,	Bischof, Notfall – Tollwut
Redlich:	Ca. 50 Jahre,	Architektin, misstrauisch – Karies
Bleibtreu:	Ca. 50 Jahre,	Statiker, ordentlich – Arthrose
Vanitas:	Ca. 50 Jahre,	Innenarchitekt, verliebt – Brustkrebs
Chapel:	Ca. 65 Jahre,	Sängerin, Krankengymnastik – Schweinegrippe
Pater:	Ca. 65 Jahre,	Dirigent, ängstlich – Arteriosklerose
Bishof:	Ca. 65 Jahre,	Gitarrist, verheiratet – Oberschenkelbruch

Übungsset 6 – Einprägephase

Merken Sie sich die Fakten zu jeder einzelnen Person. Diese werden im Reproduktionsteil abgefragt. (6 min.)

Taube:	Ca. 20 Jahre,	Ingenieur, traurig – Keuchhusten
Fink:	Ca. 20 Jahre,	Elektro-Techniker, homosexuell – Ausschlag
Strauss:	Ca. 20 Jahre,	Maschinenbauer, eitel – Fettsucht
Junginger:	Ca. 30 Jahre,	Chirurgin, ruhig – Nasennebenhöhlenentzündung
Altmann:	Ca. 30 Jahre,	Kinderarzt, konzentriert – Fußpilz
Kindler:	Ca. 30 Jahre,	Therapeut, sparsam – Fingerbruch
Läufer:	Ca. 40 Jahre,	Pilotin, lebensfreudig – Leukämie
Walker:	Ca. 40 Jahre,	Kapitän, hektisch – Masern
Renner:	Ca. 40 Jahre,	Schaffner, belesen – Kreuzbandriss
Sauer:	Ca. 55 Jahre,	Richter, dick – Fieber
Bitter:	Ca. 55 Jahre,	Anwalt, geizig – Demenz
Süss:	Ca. 55 Jahre,	Polizistin, freundlich – Scharlach
Reumann:	Ca. 60 Jahre,	Förster, hyperaktiv – Lebensmittelvergiftung
Herrmann:	Ca. 60 Jahre,	Jäger, exzentrisch – Schlaganfall
Baumann:	Ca. 60 Jahre,	Landwirtin, intelligent – Lymphdrüsenkrebs

Übungsset 7 – Einprägephase

Merken Sie sich die Fakten zu jeder einzelnen Person. Diese werden im Reproduktionsteil abgefragt. (6 min.)

Hesse:	Ca. 25 Jahre,	Zauberer, witzig – Lese-Rechtschreib-Schwäche
Sachs:	Ca. 25 Jahre,	Clown, exzentrisch – ADHS
Beyer:	Ca. 25 Jahre,	Zirkus-Akrobat, Kuraufenthalt – Sprachfehler
Schilling:	Ca. 30 Jahre,	Tierärztin, ledig – Diabetes
Mark:	Ca. 30 Jahre,	Zoologe, Kuraufenthalt – Hepatitis B
Thaler:	Ca. 30 Jahre,	Tierpfleger, glatzköpfig – ausgekugelte Schulter
Jones:	Ca. 40 Jahre,	Lektor, schlank – Hautkrebs
Curtis:	Ca. 40 Jahre,	Autorin, alleinstehend – HIV
Gibson:	Ca. 40 Jahre,	Journalistin, Notaufnahme – septischer Schock
Sattler:	Ca. 50 Jahre,	Arbeitsloser, offenherzig – Cholera
Wagner:	Ca. 50 Jahre,	Frührentner, muskulös – erektile Dysfunktion
Kutscher:	Ca. 50 Jahre,	Privatier, geschieden – Salmonellen
Jung:	Ca. 65 Jahre,	Bürgermeisterin, Pflegefall – Asthma
Althaus:	Ca. 65 Jahre,	Landrätin, zwei Kinder – Lebensmittelvergiftung
Weise:	Ca. 65 Jahre,	Parteivorsitzende, beliebt – Meningitis

Übungsset 8 – Einprägephase

Merken Sie sich die Fakten zu jeder einzelnen Person. Diese werden im Reproduktionsteil abgefragt. (6 min.)

Knarbe:	Ca. 25 Jahre,	Theologiestudent, intelligent – Anorexie
Jung:	Ca. 25 Jahre,	Pastor, charmant – Kniegelenksarthrose
Beuys:	Ca. 25 Jahre,	Muezzin, nett – Haarausfall
Mahler:	Ca. 30 Jahre,	Schauspielerin, Ambulanz – Lungenembolie
Strauss:	Ca. 30 Jahre,	Stuntman, dickköpfig – Beinbruch
Bach:	Ca. 30 Jahre,	Regisseur, stationär – Kammerflimmern
Krause:	Ca. 45 Jahre,	Informatiker, hektisch – Schürfwunde
Locke:	Ca. 45 Jahre,	Elektrikerin, verlobt – Schweinegrippe
Barth:	Ca. 45 Jahre,	Ingenieurin, Reha – grauer Star
Schwarz:	Ca. 55 Jahre,	Investor, introvertiert – Beckenbruch
Braun:	Ca. 55 Jahre,	Unternehmerin, geschickt – Rückenschmerzen
Weiss:	Ca. 55 Jahre,	Manager, verwitwet – ALS
Böhm:	Ca. 60 Jahre,	Koch, kreativ – Raucherbein
Preiss:	Ca. 60 Jahre,	Bierbrauer, übergewichtig – Kopfschmerzen
Elsässer:	Ca. 60 Jahre,	Winzer, Ambulanz – Kapselriss

Übungsset 9 – Einprägephase

Merken Sie sich die Fakten zu jeder einzelnen Person. Diese werden im Reproduktionsteil abgefragt. (6 min.)

Flick:	Ca. 22 Jahre,	Content-Creator, passiv – Taubheit
Klinsmann:	Ca. 22 Jahre,	Influencerin, liebevoll – Wundheilungsstörung
Löw:	Ca. 22 Jahre,	Online-Marketer, rebellisch – Mandelsteine
Blaumann:	Ca. 26 Jahre,	Professorin, engagiert – Insektenstich
Braun:	Ca. 26 Jahre,	Grundschullehrerin, Ambulanz – Verbrennung
Rötlich:	Ca. 26 Jahre,	Sportlehrerin, rastlos – Spielsucht
Weigel:	Ca. 35 Jahre,	Reiseleiter, reflektiert – Muskelzerrung
Neigel:	Ca. 35 Jahre,	Tourismuskaufmann, starrsinnig – Tourette-Syndrom
Beigel:	Ca. 35 Jahre,	Dolmetscherin, eifrig – Manie
Ammer:	Ca. 41 Jahre,	Betriebswirt, loyal – Nasenpolypen
Rabe:	Ca. 41 Jahre,	Volkswirtin, spirituell – Gastritis
Hering:	Ca. 41 Jahre,	Dipl.-Kaufmann, unzuverlässig – Warzen
Danziger:	Ca. 64 Jahre,	Derivate-Händler, spießig – Windpocken
Eisenacher:	Ca. 64 Jahre,	Kreditanalyst, launisch – Bluthochdruck
Freiburger:	Ca. 64 Jahre,	Finanzierungsspezialistin, ungläubig – Krampfadern

Übungsset 10 – Einprägephase

Merken Sie sich die Fakten zu jeder einzelnen Person. Diese werden im Reproduktionsteil abgefragt. (6 min.)

Çelik:	Ca. 25 Jahre,	Bauzeichnerin, tüchtig – Thrombose
Şimşek:	Ca. 25 Jahre,	Stuckateur, gleichgültig – Nagelpilz
Yalçın:	Ca. 25 Jahre,	Architektin, visionär – Grippe
Koslow:	Ca. 35 Jahre,	Modedesigner, Ambulanz – Analfissur
Wassiljew:	Ca. 35 Jahre,	Raumausstatterin, sachlich – Covid-19
Pawlow:	Ca. 35 Jahre,	Textilnäher, anhänglich – Kieferbruch
Mayer:	Ca. 40 Jahre,	Altenpfleger, beweglich – Halsschmerzen
Müller:	Ca. 40 Jahre,	Kinderpflegerin, achtsam – Karies
Huber:	Ca. 40 Jahre,	Krankenpfleger, destruktiv – Testosteronmangel
Li:	Ca. 45 Jahre,	Mediengestalterin, Ambulanz – Fußpilz
Zhang:	Ca. 45 Jahre,	UX-Designerin, harsch – FSME
Liu:	Ca. 45 Jahre,	Fotograf, Reha – Chlamydien
Hernández:	Ca. 50 Jahre,	Restaurantbesitzerin, nervös – Gallensteine
Pérez:	Ca. 50 Jahre,	Bedienung, leidensfähig – Grüner Star
López:	Ca. 50 Jahre,	Köchin, eigensinnig – Osteoporose

Übungsset 11 – Einprägephase

Merken Sie sich die Fakten zu jeder einzelnen Person. Diese werden im Reproduktionsteil abgefragt. (6 min.)

Tanner:	Ca. 37 Jahre,	Pilotin, unbekümmert – Gelbfieber
Erler:	Ca. 37 Jahre,	Fluglotse, lässig – Abszess
Bucher:	Ca. 37 Jahre,	Stewardess, aufrichtig – Allergische Reaktion
Kirschner:	Ca. 33 Jahre,	Tauchlehrerin, konservativ – Erkältung
Birner:	Ca. 33 Jahre,	Surflehrer, verlobt – Alkoholvergiftung
Beermann:	Ca. 33 Jahre,	Meeresbiologe, genügsam – Eingewachsener Zehennagel
Schweighöfer:	Ca. 30 Jahre,	Basketballspieler, dominant – Herpes
Waltz:	Ca. 30 Jahre,	Eishockey-Trainer, elegant – Narben
Schweiger:	Ca. 30 Jahre,	Teamassistent, Reha – Magersucht
Bernard:	Ca. 20 Jahre,	Student, willensstark – Legasthenie
Moreau:	Ca. 20 Jahre,	Auszubildende, hedonistisch – Hundebiss
Fournier:	Ca. 20 Jahre,	Praktikant, beschwingt – Migräne
von Seeberg:	Ca. 60 Jahre,	Archäologin, zuvorkommend – Kehlkopfkrebs
von Wablitz :	Ca. 60 Jahre,	Grabungsleiter, verheiratet – Nikotinsucht
von Rebern:	Ca. 60 Jahre,	Kulturwissenschaftlerin, eingewiesen – Demenz

Übungsset 12 – Einprägephase

Merken Sie sich die Fakten zu jeder einzelnen Person. Diese werden im Reproduktionsteil abgefragt. (6 min.)

Stifter:	Ca. 25 Jahre,	Hostess, harmonisch – Bauchnabelentzündung
Schreiber:	Ca. 25 Jahre,	Event-Managerin, distanziert – gebrochener Finger
Sender:	Ca. 25 Jahre,	Veranstaltungstechniker, verlobt – Bänderriss
DiCaprio:	Ca. 37 Jahre,	Unternehmensberaterin, introvertiert – Meningitis
Pitt:	Ca. 37 Jahre,	Supply-Chain-Manager, Ambulanz – Rachenentzündung
Smith:	Ca. 37 Jahre,	Projektmanagerin, sentimental – Hautpilz
Nguyen:	Ca. 50 Jahre,	Verfahrenstechnikerin, verwitwet – Sonnenstich
Le:	Ca. 50 Jahre,	Lebensmitteltechniker, selbstverliebt – Hepatitis
Tran:	Ca. 50 Jahre,	Qualitätskontrolleur, eifrig – Schizophrenie
Groß:	Ca. 45 Jahre,	Gärtnerin, faul – Hornhautentzündung
Dicke:	Ca. 45 Jahre,	Landschaftsarchitektin, begeisterungsfähig – Reizdarm
Klein:	Ca. 45 Jahre,	Landschaftsgärtner, vorlaut – Medikamentensucht
Herzog:	Ca. 55 Jahre,	Kunstmaler, verbissen – Hautkrebs
Graf:	Ca. 55 Jahre,	Kabarettistin, Notfall – Schlaganfall
König:	Ca. 55 Jahre,	Tänzer, eloquent – Arthrose

Übungsset 13 – Einprägephase

Merken Sie sich die Fakten zu jeder einzelnen Person. Diese werden im Reproduktionsteil abgefragt. (6 min.)

Roznowski:	19 Jahre,	Tanzlehrer, histrionisch – Menigoenzephalitis
Novak:	19 Jahre,	Zirkus-Dompteur, expressiv – atypische Pneumonie
Breszninski:	19 Jahre,	Barkeeperin, expressiv, Stevens – Johnson-Syndrom
Krauthuber:	25 Jahre,	Krankenpfleger, Penicillin-Allergie – Lyme-Borreliose
Blumenthaler:	25 Jahre,	Assistenzärztin, gelassen – Meningitis
Rübenthaler:	25 Jahre,	Physiotherapeut, emotional – Pharyngitis
Garcias:	32 Jahre,	Entbindungspfleger, chaotisch – Listeriose
Campos:	32 Jahre,	Pflegepädagogin, reiselustig – Lyme-Borreliose
Silva:	32 Jahre,	Ergotherapeutin, experimentierfreudig – Enzephalitis
Wassermann:	39 Jahre,	Innenarchitektin, Penicillin-Allergie – Listeriose
Weinberg:	39 Jahre,	Stuckateurin, Iod-Mangel – Menigoenzephalitis
Bierle:	39 Jahre,	Bauplanerin, histrionisch – Bronchitis
Lundgren:	56 Jahre,	Frauenbeauftragter, emotional – juvenile Myoklonusepilepsie
Eckström:	56 Jahre,	Artenschutzexpertin, Erdnussallergie – Keuchhusten
Lundgren:	56 Jahre,	Umweltschutzberater, nett – Iod-Intoxikation

Übungsset 14 – Einprägephase

Merken Sie sich die Fakten zu jeder einzelnen Person. Diese werden im Reproduktionsteil abgefragt. (6 min.)

Petersburg:	22 Jahre,	Hebamme, zappelig – neuropathische Schmerzen
Petersberg:	22 Jahre,	Schauspielerin, nervös – bipolare Störung
Petershausen:	22 Jahre,	Innenarchitektin, müde – Diabetes Typ 2
Wáng:	40 Jahre,	Deutschlehrerin, Lesebrille – diffuse Alopezie
Lǐ:	40 Jahre,	Unternehmensberater, tätowiert – chronische Schmerzen
Zhāng:	40 Jahre,	Fliesenleger, musikalisch – Pseudotumor cerebri
Devi:	44 Jahre,	Komponistin, zappelig – Morbus Cushing
Singh:	44 Jahre,	Datenschutzbeauftrage, Kontaktlinsen – Hypothyreose
Kumar:	44 Jahre,	Sportlehrer, unruhig – Morbus Parkinson
Potter:	52 Jahre,	Fluglotsin, zappelig – Diabetes Typ 2
Granger:	52 Jahre,	Geburtshelfer, nervös – lokale Alopezie
Weasley:	52 Jahre,	Jazz-Pianistin, Ohrringe – Phäochromozytom
Müller:	60 Jahre,	Innenarchitekt, entspannt – Morbus Conn
Miller:	60 Jahre,	Handball-Torwart, mürrisch – Hypothyreose
Mullert:	60 Jahre,	Konditorin, mürrisch – Herpes zoster

KAPITEL

2 Aufgaben – Reproduktionsphase

Übungsset 1 – Reproduktionsphase

Beantworten Sie die folgenden Fragen zu den Fakten der Einprägephase. (7 min.)

1. Der ca. 50 Jahre alte Patient ist ...

   A) gutmütig.
   B) empfindlich.
   C) weltoffen.
   D) freundlich.
   E) übergewichtig.

2) Frau Yildiz leidet an ...

   A) Verbrennungen.
   B) Rheuma.
   C) Verstopfung.
   D) Myokarditis.
   E) Asthma.

3) Der Patient mit Gallensteinen heißt ...

   A) Rothstein.
   B) Hauser.
   C) Müller.
   D) Bachmann.
   E) Grüning.

4) Die gutmütige Patientin arbeitet als ...

   A) Laborhilfskraft
   B) Kosmetikerin.
   C) Managerin.
   D) Zahnarzthelferin.
   E) Filialleiterin.

5) Der Patient mit einem Sprachfehler ist ...

   A) eingewiesen.
   B) mutig.
   C) cholerisch.
   D) heiter.
   E) geschieden.

6. Der geschiedene Patient heißt ...

   A) Bachmann.
   B) Rahim.
   C) Bäcker.
   D) Weißer.
   E) Althaus.

7) Frau Strom ist ...

   A) ca. 20 Jahre alt.
   B) ca. 35 Jahre alt.
   C) ca. 40 Jahre alt.
   D) ca. 50 Jahre alt.
   E) ca. 65 Jahre alt.

8. Der Regisseur ist ...

   A) ernst.
   B) mutig.
   C) humorvoll.
   D) cholerisch.
   E) weltoffen.

9. Die Kosmetikerin leidet an ...

   A) HIV.
   B) Verstopfung.
   C) Gicht.
   D) Asthma.
   E) Schulterluxation.

10. Der übergewichtige Patient heißt...

   A) Rahim.
   B) Althaus.
   C) Bäcker.
   D) Weißer.
   E) Grüning.

11) Der Kameramann ist...

A) mutig.
B) selbstbewusst.
C) cholerisch.
D) in der Ambulanz.
E) humorvoll.

12) Herr Weißer leidet an ...

A) Heiserkeit.
B) Verbrennungen.
C) Verstopfung.
D) Sonnenstich.
E) Blinddarmentzündung

13) Der Patient in der Ambulanz ist...

A) ca. 20 Jahre alt.
B) ca. 35 Jahre alt.
C) ca. 40 Jahre alt.
D) ca. 50 Jahre alt.
E) ca. 65 Jahre alt.

14) Die ca. 20 Jahre alte Patientin ist...

A) weltoffen.
B) übergewichtig.
C) selbstbewusst.
D) zickig.
E) ernst.

15) Herrn Rahims Diagnose lautet...

A) Myokarditis.
B) Gallensteine.
C) Vergiftung.
D) Sprachfehler.
E) Verstopfung.

16) Der Patient mit Rückenschmerzen ist ...

A) heiter.
B) ernst.
C) humorvoll.
D) mutig.
E) cholerisch.

17. Der Bürgermeister leidet an ...

A) Blinddarmentzündung.
B) Heiserkeit.
C) Verstopfung.
D) Sprachfehler.
E) Rückenschmerzen.

18. Herr Grüning ist ...

A) geschieden.
B) humorvoll.
C) cholerisch.
D) eingewiesen.
E) empfindlich.

19) Die freundliche Patientin arbeitet als ...

A) Filialleiterin.
B) Stylistin.
C) Zahnarzthelferin.
D) Krankengymnastin.
E) Managerin.

20) Der ca. 65 Jahre alte Patient heißt.

A) Rothstein.
B) Yildiz.
C) Grüning.
D) Rahim.
E) Bäcker.

Übungsset 2 – Reproduktionsphase

Beantworten Sie die folgenden Fragen zu den Fakten der Einprägephase. (7 min.)

1. Der charismatische Patient heißt ...
   A) Wiesner.
   B) Sanchez.
   C) Zickler.
   D) Möller.
   E) Fährmann.

2. Der Patient mit Cholera arbeitet als ...
   A) Architekt.
   B) Physiker.
   C) Neurologe.
   D) Chauffeur.
   E) Chemiker.

3. Frau Möller ist ...
   A) verwirrt.
   B) kritisch.
   C) verliebt.
   D) geschieden.
   E) egozentrisch.

4. Der ca. 55 Jahre alte Patient heißt ...
   A) Haas.
   B) Martinez.
   C) Feldhäuser.
   D) Sanchez.
   E) Kreutzer.

5. Die hilfsbereite Patientin arbeitet als ...
   A) Taxifahrerin.
   B) Oberärztin.
   C) Investorin.
   D) Chemikerin.
   E) Biologin.

6. Der Patient mit Lungenentzündung ist ...
   A) egozentrisch.
   B) höflich.
   C) tierlieb.
   D) geschieden.
   E) musikalisch.

7. Herr Gartner arbeitet als ...
   A) Bauarbeiter.
   B) CEO.
   C) Neurologe.
   D) Rikscha-Fahrer.
   E) Architekt.

8. Der Patient in der Reha leidet an ...
   A) Blutvergiftung.
   B) Mittelfußbruch.
   C) Bandscheibenvorfall.
   D) Chorea Huntington.
   E) Sehnenriss.

9. Der verheiratete Patient ist ...
   A) ca. 20 Jahre alt.
   B) ca. 30 Jahre alt.
   C) ca. 45 Jahre alt.
   D) ca. 55 Jahre alt.
   E) ca. 60 Jahre alt.

10. Der Patient mit einem Kieferbruch ist ...
   A) verwirrt.
   B) auf der Intensivstation.
   C) geschieden.
   D) ein Notfall.
   E) verliebt.

11. Der ca. 30 Jahre alte Patient leidet an ...

A) Cholera.
B) Alzheimer.
C) Haarausfall.
D) Erkältung.
E) Fieber.

12. Der Patient mit Chorea Huntington heißt ...

A) Hass.
B) Kreutzer.
C) Miller.
D) Müller.
E) Wiesner.

13. Frau Schiffer ist ...

A) pflichtbewusst.
B) hilfsbereit.
C) auf der Intensivstation.
D) tierlieb.
E) verheiratet.

14. Der musikalische Patient arbeitet als ...

A) Apotheker.
B) Maurer.
C) Business-Angel.
D) Chemiker.
E) Bauarbeiter.

15. Das Alter der Oberärztin beträgt ...

A) ca. 20 Jahre.
B) ca. 30 Jahre.
C) ca. 45 Jahre.
D) ca. 55 Jahre.
E) ca. 60 Jahre.

16. Der Physiker ist ...

A) tierlieb.
B) musikalisch.
C) pflichtbewusst.
D) charismatisch.
E) in der Reha.

17. Der Patient mit Haarausfall ist ...

A) Investor.
B) Architekt.
C) Apotheker.
D) Neurologe.
E) Bauarbeiter.

18. Der Notfall-Patient arbeitet als ...

A) Apotheker.
B) Chauffeur-
C) Neurologe.
D) Bauarbeiter.
E) Architekt.

19. Herr Müller ist ...

A) höflich.
B) geschieden.
C) charismatisch.
D) ein Notfall.
E) verliebt.

20. Der ca. 45 Jahre alte Patient heißt ...

A) Schiffer.
B) Kreutzer.
C) Gonzales.
D) Miller.
E) Bock.

Übungsset 3 – Reproduktionsphase

Beantworten Sie die folgenden Fragen zu den Fakten der Einprägephase. (7 min.)

1. Der labile Patient leidet an ...

   A) Windpocken.
   B) Bronchitis.
   C) Husten.
   D) Tuberkulose.
   E) Schädelbasisbruch.

2. Der Schüler ist ...

   A) kontaktarm.
   B) zur Kur.
   C) sportlich.
   D) ein Notfall.
   E) gehässig.

3. Frau Waidmann arbeitet als ...

   A) Unternehmensberaterin.
   B) Schwimmtrainerin.
   C) Buchhändlerin.
   D) Controllerin.
   E) Fußballspielerin.

4. Der Patient mit Keuchhusten ist ...

   A) alleinstehend.
   B) selbstständig.
   C) witzig.
   D) belesen.
   E) pensioniert.

5. Der Kolumnist ist ...

   A) ca. 20 Jahre alt.
   B) ca. 30 Jahre alt.
   C) ca. 40 Jahre alt.
   D) ca. 50 Jahre alt.
   E) ca. 65 Jahre alt.

6. Herr Schwab ist ...

   A) aggressiv.
   B) sportlich.
   C) gehässig.
   D) impulsiv.
   E) kontaktarm.

7. Herr Vogler ist ...

   A) ca. 20 Jahre alt.
   B) ca. 30 Jahre alt.
   C) ca. 40 Jahre alt.
   D) ca. 50 Jahre alt.
   E) ca. 65 Jahre alt.

8. Der Notfall-Patient ist tätig als ...

   A) Azubi.
   B) Triathlet.
   C) Kioskbesitzer.
   D) Wirtschaftsprüfer.
   E) Student.

9. Der ca. 30 Jahre alte Patient ist ...

   A) witzig.
   B) loyal.
   C) belesen.
   D) gelassen.
   E) selbstständig.

10. Der Patient mit Blähungen ist ...

   A) Fußballspieler.
   B) Frührentner.
   C) Wirtschaftsprüfer.
   D) Schüler.
   E) Kolumnist.

11. Die Diagnose für Herrn Ericsson lautet ...
    A) Gehirnerschütterung.
    B) Blasenentzündung.
    C) Depressionen.
    D) Schuppenflechte.
    E) Schädelbasisbruch.

12. Die aggressive Patientin heißt ...
    A) Franke.
    B) Eulner.
    C) Jäger.
    D) Schmied.
    E) Ericsson.

13. Der Patient mit Muskeldystrophie ist ...
    A) belesen.
    B) pensioniert.
    C) zur Kur.
    D) sportlich.
    E) kontaktarm.

14. Herr Gauldursson ist ...
    A) loyal.
    B) aggressiv.
    C) selbstständig.
    D) labil.
    E) impulsiv.

15. Der ca. 40 Jahre alte Patient arbeitet als ...
    A) Controller.
    B) Buchhändler.
    C) Triathlet.
    D) Kolumnist.
    E) Wirtschaftsprüfer.

16. Der gelassene Patient leidet an ...
    A) Kopfschmerzen.
    B) Windpocken.
    C) Schuppenflechte.
    D) Tripper.
    E) Husten.

17. Herr Schmitt ist ...
    A) gehässig.
    B) ein Notfall.
    C) selbstständig.
    D) labil.
    E) sportlich.

18. Der Triathlet heißt ...
    A) Falkner.
    B) Förster.
    C) Beyer.
    D) Schmied.
    E) Schwab.

19. Die witzige Patientin ist ...
    A) Unternehmensberaterin.
    B) Studentin.
    C) Schwimmtrainerin.
    D) Azubi.
    E) Buchhändlerin.

20. Der Schüler leidet an ...
    A) Muskelfaserriss.
    B) Keuchhusten.
    C) Schuppenflechte.
    D) Depressionen.
    E) Bronchitis.

Übungsset 4 – Reproduktionsphase

Beantworten Sie die folgenden Fragen zu den Fakten der Einprägephase. (7 min.)

1. Herr Steinert ist von Beruf

A) Fliesenleger.
B) Informatiker.
C) Lektor.
D) Sanitäter.
E) Feuerwehrmann.

2. Der depressive Patient heißt ...

A) Näher.
B) Smith.
C) Kreiss.
D) Feld.
E) Hefter.

3. Der ca. 50 Jahre alte Patient ist ...

A) sportlich.
B) ehrgeizig.
C) klein.
D) verheiratet.
E) ein Pflegefall.

4. Der Küchen-Installateur hat ...

A) eine Allergie.
B) Heuschnupfen.
C) Halsweh.
D) eine Alkoholsucht.
E) Nasenbluten.

5. Der perfektionistische Patient arbeitet als ...

A) Koch.
B) Web-Designer.
C) Informatiker.
D) Verlagsleiter.
E) Programmierer.

6. Die sympathische Patientin ist ...

A) ca. 30 Jahre alt.
B) ca. 35 Jahre alt.
C) ca. 45 Jahre alt.
D) ca. 50 Jahre alt.
E) ca. 60 Jahre alt.

7. Frau Saunders ist ...

A) klein.
B) empfindlich.
C) sympathisch.
D) verwitwet.
E) depressiv.

8. Der Sanitäter leidet an ...

A) einer Mandelentzündung.
B) Hodenkrebs.
C) einem Schädeltrauma.
D) einem Furunkel.
E) einer Alkoholsucht.

9. Der Patient mit Hämorrhoiden heißt ...

A) Kuglmann.
B) Schreibner,
C) Weber.
D) Johnson.
E) Fels.

10. Der beurlaubte Patient leidet an ...

A) Heuschnupfen.
B) einer Mandelentzündung.
C) Nasenbluten.
D) Heiserkeit.
E) Halsweh.

11. Der Elektriker ist ...
    A) depressiv.
    B) cholerisch.
    C) groß.
    D) ein Pflegefall.
    E) kultiviert.

12. Herr Johnson leidet an ...
    A) Hodenkrebs.
    B) Verbrennungen.
    C) einer Platzwunde.
    D) einem Zehbruch.
    E) Heiserkeit.

13. Herr Weber ist ...
    A) ca. 30 Jahre alt.
    B) ca. 35 Jahre alt.
    C) ca. 45 Jahre alt.
    D) ca. 50 Jahre alt.
    E) ca. 60 Jahre alt.

14. Die verheiratete Patientin arbeitet als ...
    A) Konditorin.
    B) Autorin.
    C) Fliesenlegerin.
    D) Polizistin.
    E) Informatikerin.

15. Der ca. 35 Jahre alte Patient leidet an ...
    A) Hämorrhoiden.
    B) einem Schädeltrauma.
    C) einer Mandelentzündung.
    D) Schilddrüsenkrebs.
    E) Verbrennungen.

16. Der Patient mit der Allergie ist ...
    A) cholerisch.
    B) sportlich.
    C) ledig.
    D) groß.
    E) depressiv.

17. Der beurlaubte Patient heißt ...
    A) Näher.
    B) Kreutzer.
    C) Smith.
    D) Bergmann.
    E) Steinert.

18. Der Informatiker leidet an ...
    A) einer Platzwunde.
    B) Halsweh.
    C) Hämorrhoiden.
    D) einem Furunkel.
    E) Verbrennungen.

19. Frau Kreiss arbeitet als ...
    A) Lektorin.
    B) Bäckerin.
    C) Köchin.
    D) Verlagsleiterin.
    E) Fliesenlegerin.

20. Der ca. 50 Jahre alte Patient ist ...
    A) verwitwet.
    B) sportlich.
    C) ehrgeizig.
    D) verheiratet.
    E) ein Pflegefall.

Übungsset 5 – Reproduktionsphase

Beantworten Sie die folgenden Fragen zu den Fakten der Einprägephase. (7 min.)

1. Die impulsive Patientin heißt ...
   - A) Mayr.
   - B) Chapel.
   - C) Edelmann.
   - D) Freytag.
   - E) Redlich.

2. Herr Bleibtreu arbeitet als ...
   - A) Statiker.
   - B) Schulpsychologe.
   - C) Dirigent.
   - D) Töpfer.
   - E) Pfarrer.

3. Die ledige Patientin leidet an ...
   - A) Gelbfieber.
   - B) Karies.
   - C) einem Oberschenkelbruch.
   - D) Mumps.
   - E) einer Bronchitis.

4. Der ca. 65 Jahre alte Patient ist ...
   - A) ordentlich.
   - B) verheiratet.
   - C) kinderlieb.
   - D) gestresst.
   - E) ein Notfall.

5. Die Lehrerin heißt ...
   - A) Meyer.
   - B) Germann.
   - C) Freytag.
   - D) Sams.
   - E) Vanitas.

6. Der Patient in der Krankengymnastik ist ...
   - A) ca. 25 Jahre alt.
   - B) ca. 30 Jahre alt.
   - C) ca. 45 Jahre alt.
   - D) ca. 50 Jahre alt.
   - E) ca. 65 Jahre alt.

7. Frau Edelmann ist ...
   - A) ordentlich.
   - B) verliebt.
   - C) ängstlich.
   - D) verheiratet.
   - E) ledig.

8. Frau Mayr arbeitet als ...
   - A) Architektin.
   - B) Sängerin.
   - C) Lehrerin.
   - D) Nonne.
   - E) Malerin.

9. Der Patient mit Karies heißt ...
   - A) Maier.
   - B) Donnerstag.
   - C) Pater.
   - D) Hartmann.
   - E) Redlich.

10. Der Notfall-Patient leidet an ...
    - A) der Glasknochenkrankheit.
    - B) Tollwut.
    - C) Gelbfieber.
    - D) einem Kreuzbandriss.
    - E) Schizophrenie.

11. Der Gitarrist ist ...
    A) misstrauisch.
    B) in der Ambulanz.
    C) empathisch.
    D) verheiratet.
    E) ledig.

12. Die Person mit der Schizophrenie ist ...
    A) kinderlieb.
    B) impulsiv.
    C) misstrauisch.
    D) auf einem Kuraufenthalt.
    E) ängstlich.

13. Der Pfarrer heißt ...
    A) Mayr.
    B) Edelmann.
    C) Vanitas.
    D) Bleibtreu.
    E) Maier.

14. Herr Germann arbeitet als ...
    A) Direktor.
    B) Innenarchitekt.
    C) Töpfer.
    D) Gitarrist.
    E) Bischof.

15. Herr Donnerstags Diagnose lautet ...
    A) Schnittwunde.
    B) Schweinegrippe.
    C) Bronchitis.
    D) Gelbfieber.
    E) Arteriosklerose.

16. Die ca. 30 Jahre alte Patientin heißt ...
    A) Edelmann.
    B) Freytag.
    C) Mayr.
    D) Pater.
    E) Germann.

17. Der Kur-Patient ist ...
    A) ca. 25 Jahre alt.
    B) ca. 30 Jahre alt.
    C) ca. 45 Jahre alt.
    D) ca. 50 Jahre alt.
    E) ca. 65 Jahre alt.

18. Der verliebte Patient arbeitet als ...
    A) Töpfer.
    B) Innenarchitekt.
    C) Schulpsychologe.
    D) Designer.
    E) Direktor.

19. Der Dirigent heißt ...
    A) Bishof.
    B) Donnerstag.
    C) Pater.
    D) Germann.
    E) Maier.

20. Frau Hartmann ist ...
    A) kinderlieb.
    B) empathisch.
    C) ordentlich.
    D) verheiratet.
    E) zur Kur.

Übungsset 6 – Reproduktionsphase

Beantworten Sie die folgenden Fragen zu den Fakten der Einprägephase. (7 min.)

1. Herr Taube ist ...
   A) eitel.
   B) geizig.
   C) traurig.
   D) belesen.
   E) hektisch.

2. Der Anwalt heißt ...
   A) Bitter.
   B) Reumann.
   C) Sauer.
   D) Strauss.
   E) Altmann.

3. Der ca. 60-jährige Patient leidet an ...
   A) Lymphdrüsenkrebs.
   B) Fieber.
   C) Fußpilz.
   D) einer Lebensmittelvergiftung.
   E) Scharlach.

4. Der homosexuelle Patient arbeitet als ...
   A) Chirurg.
   B) Anwalt.
   C) Jäger.
   D) Elektro-Techniker.
   E) Schaffner.

5. Herr Walker ist ...
   A) ca. 20 Jahre alt.
   B) ca. 30 Jahre alt.
   C) ca. 40 Jahre alt.
   D) ca. 55 Jahre alt.
   E) ca. 60 Jahre alt.

6. Beim belesenen Patienten wurde ...
   A) Keuchhusten diagnostiziert.
   B) Ein Kreuzbandriss diagnostiziert.
   C) Leukämie diagnostiziert.
   D) Demenz diagnostiziert.
   E) ein Ausschlag diagnostiziert.

7. Frau Junginger ist von Beruf ...
   A) Polizistin.
   B) Landwirtin.
   C) Pilotin.
   D) Ingenieurin.
   E) Chirurgin.

8. Der ca. 55 Jahre alte Patient ist ...
   A) homosexuell.
   B) hyperaktiv.
   C) dick.
   D) lebensfreudig.
   E) exzentrisch.

9. Der Patient mit Fieber heißt ...
   A) Kindler.
   B) Sauer.
   C) Baumann.
   D) Fink.
   E) Läufer.

10. Herr Strauss arbeitet als ...
    A) Maschinenbauer.
    B) Therapeut.
    C) Pilot.
    D) Förster.
    E) Richter.

11. Der ruhige Patient erkrankte an ...

A) einem Ausschlag.
B) einer Nasennebenhöhlenentzündung.
C) Lymphdrüsenkrebs.
D) einer Lebensmittelvergiftung.
E) Fettsucht.

12. Frau Süss ist ...

A) lebensfreudig.
B) traurig.
C) dick.
D) intelligent.
E) freundlich.

13. Der Patient mit dem Knochenbruch ist ...

A) ca. 20 Jahre alt.
B) ca. 30 Jahre alt.
C) ca. 40 Jahre alt.
D) ca. 55 Jahre alt.
E) ca. 60 Jahre alt.

14. Der eitle Patient arbeitet als ...

A) Maschinenbauer.
B) Kinderarzt.
C) Kapitän.
D) Jäger.
E) Richter.

15. Der Patient mit Demenz heißt ...

A) Renner.
B) Bitter.
C) Herrmann.
D) Reumann.
E) Taube.

16. Die Diagnose des Therapeuten lautet ...

A) Ausschlag.
B) Masern.
C) Fußpilz.
D) Fingerbruch.
E) Keuchhusten.

17. Frau Läufer ist ...

A) sparsam.
B) konzentriert.
C) lebensfreudig.
D) geizig.
E) hyperaktiv.

18. Der ca. 30 Jahre alte Patient ist ...

A) Kinderarzt.
B) Richter.
C) Schaffner.
D) Ingenieur.
E) Förster.

19. Die Landwirtin ist ...

A) intelligent.
B) belesen.
C) eitel.
D) hektisch.
E) dick.

20. Herr Herrmann leidet an ...

A) einem Ausschlag.
B) Demenz.
C) einem Fingerbruch.
D) einem Schlaganfall.
E) Lymphdrüsenkrebs.

Übungsset 7 – Reproduktionsphase

Beantworten Sie die folgenden Fragen zu den Fakten der Einprägephase. (7 min.)

1. Der Patient mit Hepatitis B heißt ...
   - A) Jones.
   - B) Sattler.
   - C) Hesse.
   - D) Mark.
   - E) Beyer.

2. Der Arbeitslose ist ...
   - A) muskulös.
   - B) witzig.
   - C) offenherzig.
   - D) ein Pflegefall.
   - E) ledig.

3. Frau Jung arbeitet als ...
   - A) Bürgermeisterin.
   - B) Clown.
   - C) Autorin.
   - D) Tierärztin.
   - E) Landrätin.

4. Die Patientin mit 2 Kindern leidet an ...
   - A) Diabetes.
   - B) einer Lebensmittelvergiftung.
   - C) Salmonellen.
   - D) ADHS.
   - E) HIV.

5. Der glatzköpfige Patient arbeitet als ...
   - A) Zirkus-Akrobat.
   - B) Lektor.
   - C) Privatier.
   - D) Tierpfleger.
   - E) Zoologe.

6. Der Patient in der Notaufnahme heißt ...
   - A) Thaler.
   - B) Hesse.
   - C) Gibson.
   - D) Weise.
   - E) Kutscher.

7. Frau Schilling ist ...
   - A) ca. 25 Jahre alt.
   - B) ca. 30 Jahre alt.
   - C) ca. 40 Jahre alt.
   - D) ca. 50 Jahre alt.
   - E) ca. 65 Jahre alt.

8. Herr Jones ist ...
   - A) schlank.
   - B) muskulös.
   - C) beliebt.
   - D) witzig.
   - E) alleinstehend.

9. Der Patient mit ADHS ist ...
   - A) in der Kur.
   - B) ein Pflegefall.
   - C) geschieden.
   - D) beliebt.
   - E) exzentrisch.

10. Welche Patientin hat zwei Kinder?
    - A) Jung.
    - B) Schilling.
    - C) Curtis.
    - D) Althaus.
    - E) Sachs.

11. Der Patient mit septischem Schock ist ...

A) ca. 25 Jahre alt.
B) ca. 30 Jahre alt.
C) ca. 40 Jahre alt.
D) ca. 50 Jahre alt.
E) ca. 65 Jahre alt.

12. Herr Sattler leidet an ...

A) Asthma.
B) Diabetes.
C) Hautkrebs.
D) einer Meningitis.
E) Cholera.

13. Der Patient mit HIV ist ...

A) alleinstehend.
B) ledig.
C) in der Notaufnahme.
D) geschieden.
E) glatzköpfig.

14. Der witzige Patient arbeitet als ...

A) Lektor.
B) Zauberer.
C) Zoologe.
D) Clown.
E) Landrat.

15. Herrn Hesses Diagnose lautet ...

A) erektile Dysfunktion.
B) Lese-Rechtschreib-Schwäche.
C) Sprachfehler.
D) Salmonellen.
E) Asthma.

16. Der ca. 30 Jahre alte Patient heißt ...

A) Beyer.
B) Sattler.
C) Thaler.
D) Jung.
E) Jones.

17. Der Arbeitslose leidet an ...

A) Cholera.
B) HIV.
C) Salmonellen.
D) ADHS.
E) Hepatitis B.

18. Herr Mark ist ...

A) witzig.
B) zur Kur.
C) beliebt.
D) ein Pflegefall.
E) in der Notaufnahme.

19. Der Zoologe heißt ...

A) Thaler.
B) Sachs.
C) Althaus.
D) Mark.
E) Gibson.

20. Frau Weise ...

A) hat zwei Kinder.
B) ist in der Notaufnahme.
C) ist beliebt.
D) ist schlank.
E) ist ein Pflegefall.

Übungsset 8 – Reproduktionsphase

Beantworten Sie die folgenden Fragen zu den Fakten der Einprägephase. (7 min.)

1. Der hektische Patient ist ...
   A) ca. 25 Jahre alt.
   B) ca. 30 Jahre alt.
   C) ca. 45 Jahre alt.
   D) ca. 55 Jahre alt.
   E) ca. 60 Jahre alt.

2. Frau Mahler ist von Beruf ...
   A) Elektrikerin.
   B) Unternehmerin.
   C) Ingenieurin.
   D) Schauspielerin.
   E) Regisseurin.

3. Herr Elsässer ist ...
   A) hektisch.
   B) verlobt.
   C) in der Ambulanz.
   D) intelligent.
   E) in der Reha.

4. Der Patient mit Übergewicht hat auch ...
   A) Kopfschmerzen.
   B) eine Kniegelenksarthrose.
   C) eine Lungenembolie.
   D) Kammerflimmern.
   E) grauen Star.

5. Die Diagnose für den Pastor lautet ...
   A) Schürfwunde.
   B) Rückenschmerzen.
   C) Kapselriss.
   D) Kniegelenksarthrose.
   E) Beinbruch.

6. Der Muezzin leidet an ...
   A) einer Lungenembolie.
   B) Haarausfall.
   C) einem Raucherbein.
   D) Kopfschmerzen.
   E) ALS.

7. Der Investor heißt ...
   A) Schwarz.
   B) Preiss.
   C) Knarbe.
   D) Weiss.
   E) Bach.

8. Der Informatiker heißt ...
   A) Preiss.
   B) Braun.
   C) Jung.
   D) Locke.
   E) Krause.

9. Der Patient mit ALS ist ...
   A) in der Ambulanz.
   B) verwitwet.
   C) intelligent.
   D) introvertiert.
   E) stationär.

10. Der kreative Patient ist von Beruf ...
    A) Theologiestudent.
    B) Investor.
    C) Winzer,
    D) Elektriker.
    E) Koch.

11. Der Patient mit Kammerflimmern ist ...

A) verwitwet.
B) stationär.
C) in der Reha.
D) nett.
E) übergewichtig.

12. Herr Preiss ist von Beruf ...

A) Pastor.
B) Stuntman.
C) Bierbrauer.
D) Informatiker.
E) Koch.

13. Die Diagnose für Frau Locke lautet ...

A) Haarausfall.
B) ALS.
C) Schürfwunde.
D) Schweinegrippe.
E) Kapselriss.

14. Der Patient mit dem Beckenbruch ist ...

A) verlobt.
B) übergewichtig.
C) introvertiert.
D) stationär.
E) in der Ambulanz.

15. Der Patient mit ALS arbeitet als ...

A) Ingenieur.
B) Manager.
C) Regisseur.
D) Pastor.
E) Winzer.

16. Der ca. 30 Jahre alte Patient hat ...

A) eine Lungenembolie.
B) einen Beckenbruch.
C) Schweinegrippe.
D) Anorexie.
E) Kopfschmerzen.

17. Das Alter des Unternehmers beträgt ...

A) ca. 25 Jahre alt.
B) ca. 30 Jahre alt.
C) ca. 45 Jahre alt.
D) ca. 55 Jahre alt.
E) ca. 60 Jahre alt.

18. Der Bierbrauer ist ...

A) dickköpfig.
B) übergewichtig.
C) nett.
D) geschickt.
E) kreativ.

19. Der Stuntman heißt ...

A) Beuys.
B) Böhm.
C) Barth.
D) Strauss.
E) Schwarz.

20. Herr Beuys ist ...

A) nett.
B) verlobt.
C) hektisch.
D) übergewichtig.
E) charmant.

Übungsset 9 – Reproduktionsphase

Beantworten Sie die folgenden Fragen zu den Fakten der Einprägephase. (7 min.)

1. Die ungläubige Patientin heißt ...
   A) Danziger.
   B) Rabe.
   C) Freiburger.
   D) Hering.
   E) Eisenacher.

2. Herr Hering ist ...
   A) Dolmetscher.
   B) Tourismuskaufmann.
   C) Content-Creator.
   D) Dipl.-Kaufmann.
   E) Kreditanalyst.

3. Die spirituelle Patientin leidet an ...
   A) Nasenpolypen.
   B) Einer Verbrennung.
   C) einer Manie.
   D) einer Gastritis.
   E) Windpocken.

4. Die ca. 35 Jahre alte Patientin ist ...
   A) liebevoll.
   B) rebellisch.
   C) starrsinnig.
   D) reflektiert.
   E) eifrig.

5. Die Volkswirtin heißt ...
   A) Rabe.
   B) Braun.
   C) Rötlich.
   D) Klinsmann.
   E) Blaumann.

6. Die Patientin in der Ambulanz ist ...
   A) ca. 22 Jahre alt.
   B) ca. 26 Jahre alt.
   C) ca. 35 Jahre alt.
   D) ca. 41 Jahre alt.
   E) ca. 64 Jahre alt.

7. Frau Klinsmann ist ...
   A) rebellisch.
   B) liebevoll.
   C) rastlos.
   D) launisch.
   E) reflektiert.

8. Frau Rötlich arbeitet als ...
   A) Professorin.
   B) Grundschullehrerin.
   C) Sonderschulpädagogin.
   D) Sportlehrerin.
   E) Dolmetscherin.

9. Die Patientin mit Spielsucht heißt ...
   A) Löw.
   B) Rötlich.
   C) Ammer.
   D) Blaumann.
   E) Danziger.

10. Der launische Patient leidet an ...
    A) einer Gastritis.
    B) dem Tourette-Syndrom.
    C) Krampfadern.
    D) Bluthochdruck.
    E) Windpocken.

11. Der Reiseleiter ist ...

A) starrsinnig.
B) eifrig.
C) passiv.
D) reflektiert.
E) ungläubig.

12. Die Person mit dem Insektenstich ist ...

A) spirituell.
B) rebellisch.
C) liebevoll.
D) in der Ambulanz.
E) engagiert.

13. Der Online-Marketer heißt ...

A) Ammer.
B) Rabe.
C) Löw.
D) Klinsmann.
E) Flick.

14. Herr Danziger arbeitet als ...

A) Content-Creator.
B) Derivate-Händler.
C) Tourismuskaufmann.
D) Kreditanalyst.
E) Finanzierungsspezialist.

15. Herr Löws Diagnose lautet ...

A) Spielsucht.
B) Nasenpolypen.
C) Windpocken.
D) Verbrennung.
E) Mandelsteine.

16. Die ca. 22 Jahre alte Patientin heißt ...

A) Neigel.
B) Eisenacher.
C) Braun.
D) Klinsmann.
E) Freiburger.

17. Die manische Patientin ist ...

A) ca. 22 Jahre alt.
B) ca. 35 Jahre alt.
C) ca. 41 Jahre alt.
D) ca. 45 Jahre alt.
E) ca. 65 Jahre alt.

18. Der starrsinnige Patient arbeitet als ...

A) Tourismuskaufmann.
B) Influencer.
C) Professor.
D) Dolmetscher.
E) Kreditanalyst.

19. Der Content-Creator heißt ...

A) Weigel.
B) Beigel.
C) Flick
D) Neigel.
E) Löw.

20. Frau Blaumann ist ...

A) engagiert.
B) loyal.
C) passiv.
D) launisch.
E) rastlos.

Übungsset 10 – Reproduktionsphase

Beantworten Sie die folgenden Fragen zu den Fakten der Einprägephase. (7 min.)

1. Die achtsame Patientin ist ...

   A) ca. 25 Jahre alt.
   B) ca. 35 Jahre alt.
   C) ca. 40 Jahre alt.
   D) ca. 45 Jahre alt.
   E) ca. 50 Jahre alt.

2. Frau Wassiljew ist von Beruf ...

   A) Architektin.
   B) Kinderpflegerin.
   C) Mediengestalterin.
   D) Modedesignerin.
   E) Raumausstatterin.

3. Herr Liu ist ...

   A) destruktiv.
   B) visionär.
   C) in der Ambulanz.
   D) harsch.
   E) in der Reha.

4. Der gleichgültige Patient hat auch ...

   A) Nagelpilz.
   B) Thrombose.
   C) FSME.
   D) Grippe.
   E) Gallensteine.

5. Die Diagnose für die Bedienung lautet ...

   A) Karies.
   B) Halsschmerzen.
   C) Covid-19.
   D) Grüner Star.
   E) Chlamydien.

6. Der Fotograf leidet an ...

   A) Testosteronmangel.
   B) Karies.
   C) einer Analfissur.
   D) Halsschmerzen.
   E) Chlamydien.

7. Der Stuckateur heißt ...

   A) Çelik.
   B) Yalçın.
   C) Şimşek.
   D) Çetin.
   E) Özcan.

8. Der Altenpfleger heißt ...

   A) Huber.
   B) Mayer.
   C) Müller.
   D) Meyer.
   E) Schmitt.

9. Der Patient mit Kieferbruch ist ...

   A) in der Ambulanz.
   B) anhänglich.
   C) tüchtig.
   D) harsch.
   E) leidensfähig.

10. Die nervöse Patientin ist von Beruf ...

    A) Mediengestalterin.
    B) Restaurantbesitzerin.
    C) UX-Designerin,
    D) Bauzeichnerin.
    E) Raumausstatterin.

11. Der Patient mit Analfissur ist ...

A) stationär.
B) in der Ambulanz.
C) in der Reha.
D) verlobt.
E) sachlich.

12. Herr Huber ist von Beruf ...

A) Krankenpfleger.
B) Bauzeichner.
C) Textilnäher.
D) Koch.
E) Fotograf.

13. Die Diagnose für Frau Wassiljew lautet ...

A) Fußpilz.
B) FSME.
C) Osteoporose.
D) Covid-19.
E) Grippe.

14. Der Patient mit dem Grünen Star ist ...

A) sachlich.
B) harsch.
C) tüchtig.
D) nervös.
E) leidensfähig.

15. Die Patientin mit FSME arbeitet als ...

A) Textilnäherin.
B) Raumausstatterin.
C) UX-Designerin.
D) Fotografin.
E) Köchin.

16. Der ca. 50 Jahre alte Patient hat ...

A) Gallensteine.
B) Karies.
C) eine Thrombose.
D) einen Grünen Star
E) Osteoporose.

17. Das Alter des Modedesigners beträgt ...

A) ca. 25 Jahre alt.
B) ca. 30 Jahre alt.
C) ca. 35 Jahre alt.
D) ca. 40 Jahre alt.
E) ca. 45 Jahre alt.

18. Die Bauzeichnerin ist ...

A) tüchtig.
B) anhänglich.
C) eigensinnig.
D) harsch.
E) visionär.

19. Die Mediengestalterin heißt ...

A) Liu.
B) Lui.
C) Lu.
D) Li.
E) Zhang.

20. Herr Şimşek ist ...

A) visionär.
B) leidensfähig.
C) destruktiv.
D) beweglich.
E) gleichgültig.

Übungsset 11 – Reproduktionsphase

Beantworten Sie die folgenden Fragen zu den Fakten der Einprägephase. (7 min.)

1. Der willensstarke Patient heißt ...
   - A) Erler.
   - B) Bernard.
   - C) Fournier.
   - D) Moreau.
   - E) Birner.

2. Der Patient mit Nikotinsucht arbeitet als ...
   - A) Fluglotse.
   - B) Meeresbiologe.
   - C) Surflehrer.
   - D) Grabungsleiter.
   - E) Teamassistent.

3. Frau von Seeberg ist ...
   - A) Kulturwissenschaftlerin.
   - B) Praktikantin.
   - C) Grabungsleiterin.
   - D) Studentin.
   - E) Archäologin.

4. Die ca. 33 Jahre alte Patientin heißt ...
   - A) Tanner.
   - B) Kirschner.
   - C) Bucher.
   - D) Birner.
   - E) Erler.

5. Die aufrichtige Patientin arbeitet als ...
   - A) Stewardess.
   - B) Surflehrerin.
   - C) Archäologin.
   - D) Pilotin.
   - E) Meeresbiologin.

6. Die Patientin mit Hundebiss ist ...
   - A) beschwingt.
   - B) unbekümmert.
   - C) lässig.
   - D) elegant.
   - E) hedonistisch.

7. Herr Schweighöfer arbeitet als ...
   - A) Teamassistent.
   - B) Eishockey-Trainer.
   - C) Basketballspieler.
   - D) Grabungsleiter.
   - E) Fluglotse.

8. Der verlobte Patient leidet an ...
   - A) Nikotinsucht.
   - B) Legasthenie.
   - C) Alkoholvergiftung.
   - D) Magersucht.
   - E) Migräne.

9. Der verheiratete Patient ist ...
   - A) ca. 20 Jahre alt.
   - B) ca. 30 Jahre alt.
   - C) ca. 33 Jahre alt.
   - D) ca. 37 Jahre alt.
   - E) ca. 60 Jahre alt.

10. Der Patient mit einem Abszess ist ...
    - A) in der Reha.
    - B) unbekümmert.
    - C) zuvorkommend.
    - D) lässig.
    - E) dominant.

11. Die ca. 20 Jahre alte Patientin leidet an ...
    A) Migräne.
    B) Legasthenie.
    C) an einem Hundebiss.
    D) Herpes.
    E) Gelbfieber.

12. Der Patient mit Narben heißt ...
    A) Bucher.
    B) Beermann.
    C) von Rebern.
    D) Fournier.
    E) Waltz.

13. Frau Tanner ist ...
    A) unbekümmert.
    B) aufrichtig.
    C) verheiratet.
    D) elegant.
    E) konservativ.

14. Der Praktikant leidet an ...
    A) Demenz.
    B) Nikotinsucht.
    C) Legasthenie.
    D) Migräne.
    E) einem Abszess.

15. Das Alter des Eishockey-Trainers beträgt ...
    A) ca. 20 Jahre.
    B) ca. 30 Jahre.
    C) ca. 33 Jahre.
    D) ca. 37 Jahre.
    E) ca. 60 Jahre.

16. Der Student ist ...
    A) genügsam.
    B) unbekümmert.
    C) konservativ.
    D) willensstark.
    E) beschwingt.

17. Die Patientin mit Erkältung ist ...
    A) Kulturwissenschaftlerin.
    B) Surflehrerin.
    C) Stewardess.
    D) Teamassistentin.
    E) Tauchlehrerin.

18. Der genügsame Patient arbeitet als ...
    A) Meeresbiologe.
    B) Fluglotse.
    C) Grabungsleiter.
    D) Surflehrer.
    E) Pilot.

19. Herr Schweiger ist ...
    A) verheiratet.
    B) eingewiesen.
    C) in der Reha.
    D) ein Noftall.
    E) dominant.

20. Der ca. 37 Jahre alte Patient heißt ...
    A) Erler.
    B) Birner.
    C) Kirschner.
    D) Waltz.
    E) Bucher.

Übungsset 12 – Reproduktionsphase

Beantworten Sie die folgenden Fragen zu den Fakten der Einprägephase. (7 min.)

1. Der selbstverliebte Patient ist ...
   A) ca. 25 Jahre alt.
   B) ca. 37 Jahre alt.
   C) ca. 45 Jahre alt.
   D) ca. 50 Jahre alt.
   E) ca. 55 Jahre alt.

2. Frau Graf ist von Beruf ...
   A) Gärtnerin.
   B) Kabarettistin.
   C) Projektmanagerin.
   D) Hostess.
   E) Unternehmensberaterin.

3. Herr Klein ist ...
   A) eifrig.
   B) in der Ambulanz.
   C) ein Notfall.
   D) faul.
   E) vorlaut.

4. Der eloquente Patient hat auch ...
   A) einen Reizdarm.
   B) eine Medikamentensucht.
   C) Meningitis.
   D) Schizophrenie.
   E) Arthrose.

5. Die Diagnose für den Qualitätskontrolleur lautet ...
   A) Schizophrenie.
   B) Bauchnabelentzündung.
   C) Hepatitis.
   D) Hautkrebs.
   E) Sonnenstich.

6. Der Landschaftsgärtner leidet an ...
   A) Medikamentensucht.
   B) Arthrose.
   C) einer Rachenentzündung.
   D) Einer Hornhautentzündung.
   E) einem gebrochenen Finger.

7. Der Kunstmaler heißt ...
   A) Graf.
   B) Sender.
   C) Le.
   D) Herzog.
   E) Dicke.

8. Die Unternehmensberaterin heißt ...
   A) Herzog.
   B) Nguyen.
   C) DiCaprio.
   D) Klein.
   E) Smith.

9. Der Patient mit Bänderriss ist ...
   A) in der Ambulanz.
   B) verliebt.
   C) verlobt.
   D) verheiratet.
   E) ein Notfall.

10. Die sentimentale Patientin ist von Beruf ...
    A) Event-Managerin.
    B) Projektmanagerin.
    C) Unternehmensberaterin,
    D) Supply-Chain-Managerin.
    E) Veranstaltungstechnikerin.

11. Der Patient mit Hepatitis ist ...

A) ein Notfall.
B) in der Ambulanz.
C) in der Reha.
D) eifrig.
E) selbstverliebt.

12. Herr König ist von Beruf ...

A) Tänzer.
B) Landschaftsgärtner.
C) Event-Manager.
D) Kabarettist.
E) Veranstaltungstechniker.

13. Die Diagnose für Frau Nguyen lautet ...

A) Schlaganfall.
B) Hautkrebs.
C) Hornhautentzündung.
D) Hautpilz.
E) Sonnenstich.

14. Die Patientin mit Bauchnabelentzündung ist ...

A) distanziert.
B) harmonisch.
C) verwitwet.
D) vorlaut.
E) eloquent.

15. Die Patientin mit Reizdarm arbeitet als ...

A) Hostess.
B) Lebensmitteltechnikerin.
C) Landschaftsarchitektin.
D) Landschaftsgärtnerin.
E) Event-Managerin.

16. Der ca. 45 Jahre alte Patient hat ...

A) eine Schizophrenie.
B) einen Sonnenstich.
C) Hepatitis.
D) Medikamentensucht.
E) eine Hornhautentzündung.

17. Das Alter des Lebensmitteltechnikers beträgt ...

A) ca. 25 Jahre alt.
B) ca. 37 Jahre alt.
C) ca. 45 Jahre alt.
D) ca. 50 Jahre alt.
E) ca. 55 Jahre alt.

18. Der Supply-Chain-Manager ist ...

A) introvertiert.
B) harmonisch.
C) sentimental.
D) in der Ambulanz.
E) verbissen.

19. Die Hostess heißt ...

A) Le.
B) Tran.
C) Schreiber.
D) Sender.
E) Stifter.

20. Herr Sender ist ...

A) eloquent.
B) verlobt.
C) harmonisch.
D) vorlaut.
E) verbissen.

Übungsset 13 – Reproduktionsphase

Beantworten Sie die folgenden Fragen zu den Fakten der Einprägephase. (7 min.)

1. Die 25 Jahre alte Patientin arbeitet als ...

   A) Tanzlehrerin
   B) Innenarchitektin
   C) Physiotherapeutin
   D) Bauplanerin
   E) Assistenzärtin

2. Die expressive Patientin leidet an einer/einem ...

   A) Bronchitis
   B) Iod-Intoxikation
   C) Stevens-Johnson-Syndrom
   D) atypischen Pneumonie
   E) Pharyngitis

3. Der chaotische Patient mit Listeriose heißt ...

   A) Garcias
   B) Wassermann
   C) Lundgren
   D) Campos
   E) Eckström

4. Der Patient mit Lyme-Borreliose hat zudem auch ...

   A) Iod-Mangel
   B) Penicillin-Allergie
   C) Erdnussallergie
   D) Iod-Intoxikation
   E) Listeriose

5. Eine der Personen mit Listeriose arbeitet als ...

   A) Tanzlehrer
   B) Assistenzärztin
   C) Frauenbeauftragter
   D) Physiotherapeut
   E) Innenarchitektin

6. Die Artenschutzexpertin leidet an ...

   A) Menigoenzephalitis
   B) Meningitis
   C) Stevens-Johnson-Syndrom
   D) Keuchhusten
   E) Iod-Intoxikation

7. Die Patientin mit Enzephalitis ist ...

   A) expressiv
   B) reiselustig
   C) chaotisch
   D) experimentierfreudig
   E) histrionisch

8. Eine der expressiven Personen heißt ...

   A) Roznowski
   B) Krauthuber
   C) Breszninski
   D) Silva
   E) Campos

9. Der Physiotherapeut ...

   A) ist 32 Jahre alt
   B) ist experimentierfreudig
   C) leidet an einer Bronchitis
   D) heißt Rübenthaler
   E) ist reiselustig

10. Die histrionische Patientin ist ...

   A) 19 Jahre alt
   B) 25 Jahre alt
   C) 32 Jahre alt
   D) 39 Jahre alt
   E) 56 Jahre alt

11. Die Stuckateurin heißt ...

A) Breszninski
B) Weinberg
C) Blumenthaler
D) Silva
E) Eckström

12. Der Krankenpfleger leidet an einer ...

A) Meningitis
B) Iod-Intoxikation
C) Enzephalitis
D) Lyme-Borreliose
E) Listeriose

13. Eine emotionale Person arbeitet als ...

A) Artenschutzexpertin
B) Pflegepädagogin
C) Zirkus-Dompteur
D) Krankenpfleger
E) Frauenbeauftragter

14. Die reiselustige Person arbeitet als ...

A) Assistenzärztin
B) Tanzlehrer
C) Pflegepädagogin
D) Umweltschutzberater
E) Ergotherapeutin

15. Der Patient mit Meningoenzephalitis ist ...

A) histrionisch
B) experimentierfreudig
C) gelassen
D) expressiv
E) emotional

16. Die Barkeeperin leidet an einer/einem ...

A) juvenilen Myoklonusepilepsie
B) Stevens-Johnson-Syndrom
C) Lyme-Borreliose
D) atypischen Pneumonie
E) Iod-Intoxikation

17. Frau Silva arbeitet als ...

A) Pflegepädagogin
B) Stuckateurin
C) Assistenzärztin
D) Artenschutzexpertin
E) Ergotherapeutin

18. Die Person mit Keuchhusten ...

A) hat auch eine Erdnussallergie
B) ist expressiv
C) heißt Rübenthaler
D) arbeitet als Krankenpfleger
E) ist nett

19. Was trifft NICHT auf eine der Personen mit Listeriose zu?

A) Eine Person heißt Wassermann
B) Eine Person ist chaotisch
C) Eine Person ist Entbindungspfleger
D) Eine Person ist reiselustig
E) Eine Person heißt Garcias

20. Die Bauplanerin heißt ...

A) Bierle
B) Eckström
C) Silva
D) Blumenthaler
E) Breszninski

Übungsset 14 – Reproduktionsphase

Beantworten Sie die folgenden Fragen zu den Fakten der Einprägephase. (7 min.)

1. Frau Weasley ...

   A) ist nervös
   B) ist 22 Jahre alt
   C) leidet an Diabetes Typ 2
   D) arbeitet als Konditorin
   E) trägt Ohrringe

2. Der Datenschutzbeauftrage ist ...

   A) 40 Jahre alt
   B) 41 Jahre alt
   C) 42 Jahre alt
   D) 43 Jahre alt
   E) 44 Jahre alt

3. Der mürrische Patient arbeitet alt ...

   A) Fliesenleger
   B) Geburtshelfer
   C) Konditor
   D) Handball-Torwart
   E) Sportlehrer

4. Die Patientin mit Lesebrille heißt ...

   A) Wáng
   B) Devi
   C) Potter
   D) Petersberg
   E) Mullert

5. Die müde Person leidet an ...

   A) Morbus Conn
   B) Diabetes Typ 2
   C) lokaler Alopezie
   D) Herpes zoster
   E) Morbus Parkinson

6. Eine der zappeligen Patientinnen arbeitet als ...

   A) Schauspielerin
   B) Deutschlehrerin
   C) Komponistin
   D) Jazz-Pianistin
   E) Konditorin

7. Der 60 Jahre alte Patient ist ...

   A) nervös
   B) musikalisch
   C) unruhig
   D) mürrisch
   E) tätowiert

8. Die Anzahl der zappeligen Personen ist ...

   A) 1
   B) 2
   C) 3
   D) 4
   E) 5

9. Welche der Erkrankungen kommt nicht vor?

   A) Ketoazidose
   B) Neuropathische Schmerzen
   C) Diffuse Alopezie
   D) Herpes zoster
   E) Phäochromozytom

10. Der Innenarchitekt heißt ...

    A) Petersburg
    B) Zhāng
    C) Kumar
    D) Granger
    E) Müller

11. Die Person mit Pseudotumor cerebri arbeitet als ...

A) Geburtshelfer
B) Fliesenleger
C) Innenarchitekt
D) Sportlehrer
E) Unternehmensberater

12. Eine der Personen mit Hypothyreose ist ...

A) unruhig
B) zapellig
C) nervös
D) mürrisch
E) entspannt

13. Die 44-jährige Patientin arbeitet als ...

A) Hebamme
B) Deutschlehrerin
C) Komponistin
D) Sportlehrerin
E) Konditorin

14. Die Hebamme leidet an ...

A) neuropathischen Schmerzen
B) einer bipolaren Störung
C) Diabetes Typ 2
D) diffuser Alopezie
E) chronischen Schmerzen

15. Der Patient mit Morbus Parkinson ...

A) ist nervös
B) trägt Kontaktlinsen
C) ist unruhig
D) trägt Ohrringe
E) ist mürrisch

16. Frau Petershausen ist ...

A) 22 Jahre alt
B) 35 Jahre alt
C) 41 Jahre alt
D) 52 Jahre alt
E) 60 Jahre alt

17. Die tätowierte Person arbeitet als ...

A) Schauspielerin
B) Unternehmensberaterin
C) Komponistin
D) Fluglotsin
E) Innenarchitekt

18. Frau Potter leidet an ...

A) einer diffusen Alopezie
B) einem Phäochromozytom
C) einem Herpes zoster
D) einer bipolaren Störung
E) Diabetes Typ 2

19. Die Person mit Kontaktlinsen heißt ...

A) Petersburg
B) Petershausen
C) Singh
D) Kumar
E) Weasley

20. Die Patientin mit Phäochromozytom ...

A) trägt Ohrringe
B) ist 22 Jahre alt
C) arbeitet als Geburshelferin
D) ist mürrisch
E) trägt Kontaktlinsen

KAPITEL

3 Lösungen

Übungsset 1

Übung	Lösung	Übung	Lösung	Übung	Lösung
1	B	9	A	17	C
2	A	10	B	18	E
3	E	11	E	19	A
4	C	12	E	20	D
5	C	13	D		
6	D	14	C		
7	B	15	A		
8	A	16	B		

Übungsset 2

Übung	Lösung	Übung	Lösung	Übung	Lösung
1	C	9	B	17	D
2	D	10	E	18	E
3	B	11	D	19	E
4	B	12	A	20	B
5	E	13	B		
6	A	14	C		
7	A	15	E		
8	C	16	A		

Übungsset 3

Übung	Lösung	Übung	Lösung	Übung	Lösung
1	E	9	D	17	E
2	B	10	B	18	C
3	A	11	C	19	B
4	A	12	C	20	A
5	E	13	B		
6	C	14	D		
7	A	15	E		
8	D	16	A		

Übungsset 4

Übung	Lösung	Übung	Lösung	Übung	Lösung
1	E	9	B	17	E
2	A	10	D	18	E
3	B	11	A	19	A
4	C	12	A	20	C
5	E	13	B		
6	A	14	D		
7	C	15	B		
8	A	16	C		

Übungsset 5

Übung	Lösung	Übung	Lösung	Übung	Lösung
1	D	9	E	17	B
2	A	10	B	18	B
3	A	11	D	19	C
4	B	12	B	20	E
5	C	13	E		
6	E	14	C		
7	E	15	A		
8	D	16	A		

Übungsset 6

Übung	Lösung	Übung	Lösung	Übung	Lösung
1	C	9	B	17	C
2	A	10	A	18	A
3	D	11	B	19	A
4	D	12	E	20	D
5	C	13	B		
6	B	14	A		
7	E	15	B		
8	C	16	D		

Übungsset 7

Übung	Lösung	Übung	Lösung	Übung	Lösung
1	D	9	E	17	A
2	C	10	D	18	B
3	A	11	C	19	D
4	B	12	E	20	C
5	D	13	A		
6	C	14	B		
7	B	15	B		
8	A	16	C		

Übungsset 8

Übung	Lösung	Übung	Lösung	Übung	Lösung
1	C	9	B	17	D
2	D	10	E	18	B
3	C	11	B	19	D
4	A	12	C	20	A
5	D	13	D		
6	B	14	C		
7	A	15	B		
8	E	16	A		

Übungsset 9

Übung	Lösung	Übung	Lösung	Übung	Lösung
1	C	9	B	17	B
2	D	10	D	18	A
3	D	11	D	19	C
4	E	12	E	20	A
5	A	13	C		
6	B	14	B		
7	B	15	E		
8	D	16	D		

Übungsset 10

Übung	Lösung	Übung	Lösung	Übung	Lösung
1	C	9	B	17	C
2	E	10	B	18	A
3	E	11	B	19	D
4	A	12	A	20	E
5	D	13	D		
6	E	14	E		
7	C	15	C		
8	B	16	D		

Übungsset 11

Übung	Lösung	Übung	Lösung	Übung	Lösung
1	B	9	E	17	E
2	D	10	D	18	A
3	E	11	C	19	C
4	B	12	E	20	A
5	A	13	A		
6	E	14	D		
7	C	15	B		
8	C	16	D		

Übungsset 12

Übung	Lösung	Übung	Lösung	Übung	Lösung
1	D	9	C	17	D
2	B	10	B	18	D
3	E	11	E	19	E
4	E	12	A	20	B
5	A	13	E		
6	A	14	B		
7	D	15	C		
8	C	16	D		

Übungsset 13

Übung	Lösung	Übung	Lösung	Übung	Lösung
1	E	9	D	17	E
2	C	10	D	18	A
3	A	11	B	19	D
4	B	12	D	20	A
5	E	13	E		
6	D	14	C		
7	D	15	A		
8	C	16	B		

Übungsset 14

Übung	Lösung	Übung	Lösung	Übung	Lösung
1	E	9	A	17	B
2	E	10	E	18	E
3	D	11	B	19	C
4	A	12	D	20	A
5	B	13	C		
6	C	14	A		
7	D	15	C		
8	C	16	A		